ÉTUDE ANATOMO-PATHOLOGIQUE

SUR

UNE TUMEUR DU GENRE COLLONEMA

PAR

GUSTAVE PFEIFFER,

DOCTEUR EN MÉDECINE ET EN CHIRURGIE DE LA FACULTÉ DE TUBINGUE, DOCTEUR DE LA FACULTÉ DE MÉDECINE DE STRASBOURG, MEMBRE DE LA SOCIÉTÉ MÉDICALE ALLEMANDE DE PARIS.

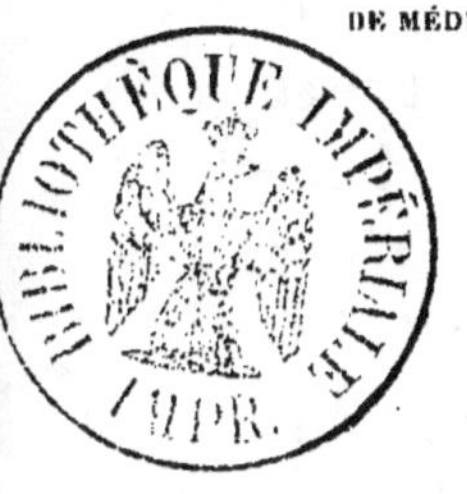

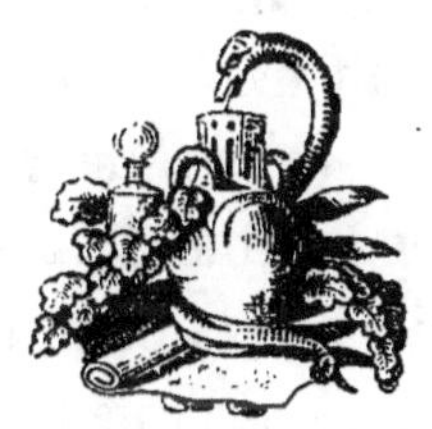

STRASBOURG,

TYPOGRAPHIE DE G. SILBERMANN, PLACE SAINT-THOMAS, 3.

1858.

ÉTUDE ANATOMO-PATHOLOGIQUE

SUR

UNE TUMEUR DU GENRE COLLONEMA.

Dans le courant de l'hiver 1857, M. le professeur agrégé KŒBERLÉ, chef des travaux anatomiques à la Faculté de médecine de Strasbourg, trouva sur le cadavre d'une femme âgée de soixante-deux ans une tumeur enchâssée dans la partie moyenne et antérieure du muscle droit de la cuisse droite et siégeant sur le trajet des gros vaisseaux fémoraux. Cette tumeur avait la grandeur d'un poing, elle était arrondie, d'une forme ovale, sans changement de couleur à la peau restée intacte et mobile; elle présentait une forte rénitence à la pression; à la percussion l'on percevait une sensation apparente de fluctuation, mais différente de celle que produit une collection liquide; elle n'était pas dépressible d'un seul coup, ni susceptible de diminuer en totalité par la compression; elle était mobile sous la peau dans tous les sens pendant que la jambe était maintenue en extension sur la cuisse; lorsque l'on fléchissait la jambe, la tumeur ne pouvait se mouvoir que dans le sens transversal.

Frappé de la singularité de ce phénomène, M. KŒBERLÉ s'est demandé quelle pouvait être la nature de cette tumeur et dans quel tissu elle pouvait s'être développée. En raison de l'absence des renseignements recueillis pendant la vie, le voisinage presque immédiat, au côté interne, de l'artère fémorale lui fit penser d'abord à un anévrisme, dont la poche aurait été obstruée par un coagulum fibrineux, ou à une tumeur graisseuse (aneuvrome); mais le manque de mobilité dans le sens longitudinal pendant la flexion de la jambe fit supposer que la tumeur devait avoir des connexions profondes avec les muscles extenseurs, y adhérer ou être développée dans leur épaisseur.

M. KŒBERLÉ procéda à la dissection sans pouvoir préciser la nature véritable de la tumeur. En incisant couches par couches les tissus, le derme, le tissu graisseux sous-dermique, les vaisseaux et les nerfs de la cuisse ne présentaient aucune altération; les vaisseaux fémoraux étaient légèrement déviés en dedans. La tumeur apparut enfin recouverte par l'aponévrose du muscle vaste interne et par une mince couche de faisceaux musculaires; elle s'était développée dans l'épaisseur même du muscle vaste interne.

Extraite de la cuisse avec une portion du muscle qui l'enveloppait, elle a été ensuite incisée dans le sens longitudinal; immédiatement après l'incision, ses parties centrales se sont relevées au-dessus du niveau de la section, se comportant comme le fait un cartilage intervertébral. La surface de la section était incolore ou tirant vers la nuance opaline, demi-transparente, légèrement tremblotante et très-visqueuse, comme si elle avait été infiltrée par de la synovie; on ne pouvait y découvrir à l'œil nu de vaisseaux sanguins; son aspect opalin était dû à des stries fibreuses très-fines, dispersées d'une manière irrégulière dans son intérieur. Les parties périphériques de la tumeur, sans être nettement tranchées du muscle, étaient cependant beaucoup plus résistantes, plus fibreuses, plus blanchâtres. De forme ellipsoïde, elle mesurait sept à huit centimètres dans la plus grande longueur, et cinq centimètres de largeur.

Des renseignements ultérieurs fournis par les parents apprirent que la femme était morte d'une inflammation du poumon droit, qu'elle portait cette grosseur depuis plus de vingt ans, et que son origine remontait à un effort.

La tumeur se trouvait entourée dans sa plus grande partie d'une enveloppe épaisse et solide de tissu conjonctif dans lequel aucun vaisseau ou nerf d'une dimension considérable n'a pu être découvert.

L'examen microscopique de cette enveloppe constatait qu'elle était composée de fibres tantôt réunies en faisceaux et ligaments onduleux, tantôt formant un réseau de fibres qui se croisaient dans différentes directions. Quant à ses propriétés physiques et chimiques, ce tissu se comportait tout à fait comme le tissu conjonctif normal. Quelques petits vaisseaux sanguins se ramifiaient dans les couches superficielles de l'enveloppe.

Après avoir fait une section transversale par le milieu de la tumeur, il s'écoula une masse liquide, filante, à peine tremblotante, visqueuse, d'un aspect hyalin, homogène et d'une consistance partout égale, analogue à la gelée de WHARTON du cordon ombilical. Un examen plus attentif de la tranche fit reconnaître qu'elle se composait de deux substances distinctes, l'une d'une couleur plus claire et d'une texture plus dense, l'autre incolore et muciforme; vers la périphérie, cette séparation en deux substances était moins tranchée : la première formait une trame, circonscrivant dans ses mailles des espaces ronds ou oblongs, de la grandeur d'une tête d'épingle jusqu'à celle d'un grain de millet; ils communiquaient entre eux et renfermaient la masse visqueuse. (voy. fig. 5 et 11).

L'examen microscopique de la trame constata qu'elle se composait de fibres connectives. Celles-ci (voy. fig. 9), allongées et non ondulées, d'une raideur prononcée, résistaient plus longtemps à l'influence de l'acide acétique concentré que les fibres du tissu conjonctif normal; elles se gonflaient un peu, devenaient plus pâles, sans pourtant disparaître tout à fait. Elles ressemblaient d'une manière frappante à celles que M. Luschka a décrites dans un travail sur le cancer colloïde[1]. Quelques-unes de ces fibres se terminaient en tire-bouchon; d'autres, fendues en forme de fourche, se rapprochaient des fibres élastiques par leurs contours bien dessinés et leurs réactions chimiques: ce qui prouve, une fois de plus, que le tissu élastique n'est rien autre qu'un élément du tissu conjonctif ayant subi une modification spéciale. Par un contact prolongé avec l'acide acétique, ces fibres prirent en partie un aspect variqueux.

On distinguait, en outre, un autre élément, savoir : des canaux finement granulés et disposés en stries longitudinales, sur lesquels on apercevait des noyaux isolés, ronds et oblongs, à contours mal définis; la largeur de ces canaux variait de $0^{mm},005$ à $0^{mm},008$. Sous l'influence de la potasse caustique, ces noyaux devenaient plus apparents; en quelques endroits, ils étaient échancrés; en d'autres, ils présentaient des prolongements fusiformes. On en rencontrait qui s'anastomosaient à angle aigu; on en trouvait d'autres déchirés, qui accusaient nettement leur disposition tubuleuse (voy. fig. 3 et 4). A ces caractères, on ne pouvait hésiter à reconnaître des capillaires de nouvelle formation.

Au milieu des fibres connectives, on rencontrait de plus un grand nombre de cellules munies de prolongements, tantôt très-allongés, tantôt se bifurquant après un trajet très-court (corpuscules de tissu conjonctif de Virchow; voy. fig. 6, 7 et 8). Leur grandeur ne différait pas de ceux qu'on rencontre dans le tissu conjonctif normal.

Dans ces cellules, soit ronde, soit oblongues et aplaties, on voyait un noyau rond ou oblong, à contour pâle et finement granulé, comme l'était aussi le contenu de la cellule. Celles-ci

---

[1] Luschka, *Gallertkrebs der Leber;* Virchow, *Archiv für pathologische Anatomie.* Berlin, Band IV, 1852.

n'avaient souvent qu'un prolongement, tandis que d'autres en avaient trois, quatre, six et même huit, et offraient, dans ce cas, un aspect étoilé. Les prolongements terminés en pointes s'unissaient parfois à ceux d'autres cellules. L'acide acétique concentré et l'acide nitrique n'exerçaient aucune influence sur ces corpuscules.

Une grande quantité de noyaux libres étaient, les uns intercalés entre les fibres connectives, les autres mêlés à la masse visqueuse. L'analyse microscopique de cette masse n'y découvrait aucune trace de stratification; elle contenait, outre les éléments amorphes, une masse de ces petits noyaux et un nombre considérable d'autres cellules isolées ou réunies en groupe, de nature et de dimensions spéciales (voy. fig. 1 et 2). Ces cellules offraient, quant à leur forme, de grandes variétés en ce qu'elles présentaient tous les degrés de transition entre les formes globuleuse et ellipsoïde; elles étaient souvent des plus irrégulières. Leur grandeur différait de $0^{mm},008$ à $0^{mm},025$; mais on en trouvait qui avaient le double de cette mesure, tandis que les petits noyaux libres, dont nous venons de parler, avaient le tiers, le quart et le cinquième de ces grandes cellules. On leur reconnaissait *partout de doubles contours nettement accusés;* elles étaient formées d'une membrane transparente, épaisse et résistante à la pression, renfermant une matière incolore, légèrement réfringente et liquide, qui s'écoulait librement après la déchirure de la membrane.

L'acide acétique concentré et l'acide nitrique n'exerçaient aucune influence ni sur les cellules ni sur leur contenu. Quelques-unes d'entre elles avaient une enveloppe excessivement épaisse, de sorte que leur cavité était, relativement, extrêmement petite. Outre ce liquide, elles contenaient un nombre variable (un à *n*) de noyaux, développés en raison inverse les uns des autres (voy. fig. 1 et 1').

Ceux-ci présentaient des différences notables quant à leur position et à leur forme. Dans toutes les cellules, on trouvait *toujours* le plus grand noyau placé *excentriquement*, plus ou moins rapproché de la périphérie; il était libre ou adhérait à la membrane cellulaire (voy. fig. 2); il était tantôt rond, tantôt comprimé de deux côtés et paraissait, dans ce cas, allongé.

L'analyse chimique de la matière visqueuse donna les détails suivants : elle ne se coagulait ni se troublait par la coction; *elle ne fournissait pas de gélatine* même après une coction de plusieurs heures; elle se comportait comme *le solutum obtenu par la coction du tissu cellulaire du fœtus. L'acide acétique produisit un trouble léger qui disparut par l'ébullition.* Avec l'acide nitrique à froid et à chaud, il ne se produisait rien; de même qu'avec l'acide chlorhydrique faible et concentré. Avec le tannin, il se fit un trouble léger qui disparut par l'ébullition. Le bichromate de potasse et l'acide oxalique ne produisirent aucun trouble. L'alcool, le cyanure jaune, le cyanure rouge de potassium, l'acide chromique, l'acide sulfurique, ne donnèrent lieu à aucun précipité. Le perchlorure de fer détermina un trouble très-fort à 100 degrés. Le deutochlorure de mercure donna un trouble léger, tandis que l'acétate de plomb tribasique produisit un trouble très-fort qui ne disparut pas par l'ébullition.

Comme signe caractéristique, on peut encore dire que la tumeur avait conservé toutes ses qualités physiques, chimiques et microscopiques après un certain temps d'imbibition alcoolique, et elle sembla résister à la putréfaction d'une manière remarquable; seulement la matière visqueuse parut être devenue plus liquide et présenta une légère coloration ambrée.

Les *fibres musculaires* (voy. fig. 10) que l'on rencontrait dans l'intérieur de la tumeur étaient, les unes, très-larges et finement striées en travers, et atteignaient jusqu'à $0^{mm},055$; d'autres, chez lesquelles les strics étaient plus espacées, dépassaient à peine 0^mm,005. Entre ces deux extrêmes existaient de nombreux intermédiaires. Ces fibres musculaires se rencontraient surtout à la périphérie, et particulièrement à la base; au centre, on n'en rencontrait qu'exceptionnellement.

Après avoir étudié les caractères anatomo-pathologiques de la tumeur qui fait l'objet de ce travail, nous avons à examiner dans quelle classe de néoplasmes elle doit être rangée.

Nous nous demandons si elle est assimilable à celle que JEAN MÜLLER[1] a le premier décrite sous le nom de *sarcôme gélatiniforme ou collonema*[2], dont les caractères sont une masse extrêmement molle, transparente, gélatiniforme, semblable à la corde dorsale, tremblotante au moindre attouchement; il renferme principalement des éléments embryonnaires du tissu connectif, isolés ou groupés, déposés dans une substance amorphe et transparente. Ce n'est que plus tard que ces derniers se développent et forment des faisceaux de fibres ondulés qui, en petit nombre d'abord, se multiplient ensuite; on y trouve en outre de nombreux globules et des cristaux en aiguilles, qui forment le caractère spécifique du collonema.

Les fibres ne sont pas identiques à celles du tissu connectif, en ce qu'elles se laissent aisément déchirer et briser, et qu'elles ne sont pas élastiques; elles sont formées d'une substance albuminoïde que ne dissout pas la coction; la tumeur ne donne pas de gélatine, même après une coction de vingt-quatre heures; elle renferme une matière qui se rapproche du mucus et ne précipite pas par les acides, les alcalins, les sels métalliques et terreux, l'alcool et le tannin; ses caractères sont absolument

---

[1] *Ueber den feinern Bau und die Formen der krankhaften Geschwülste.* Berlin 1838, Tafel III, Fig. 12 et 13.

[2] χόλλα, colle, νῆμα, tissu, *leimartiges Gewebe*.

négatifs et ne peuvent être reconnus qu'après dessiccation et incinération.

En comparant notre observation aux résultats fournis par l'examen du collonema de Jean Müller, nous trouvons que toutes deux appartiennent à la même classe; si elles renferment une matière gélatiniforme, qui a des caractères chimiques identiques, elles s'éloignent cependant l'une de l'autre par les fibres qui entrent dans leur structure et dont nous avons déjà fait ressortir les caractères chimiques différents; tandis que dans l'une on ne trouve que des traces d'une trame fibreuse en voie de développement, dans toute l'étendue de l'autre on observe un tissu aréolaire parfait. Enfin, tout en assimilant nos grandes cellules aux globules de Müller, nous ne trouvons rien dans notre examen que nous puissions rapprocher des cristaux qui doivent caractériser, selon lui, le collonema.

Rokitansky[1] réunit sous le nom de *sarcôme gélatiniforme* deux classes de néoplasmes.

La première présente une masse molle, gélatiniforme, tremblotante, assez transparente, d'une coloration gris jaunâtre, peu vasculaire, identique au collonema de J. Müller.

La deuxième, plus ferme, doit cette qualité, soit à la consistance plus grande de la gelée, ce qui établit la transition du sarcôme à la formation du tissu connectif et cartilagineux, soit au développement de la disposition fibrillaire de cette masse, ce qui constitue des degrés insensibles entre le sarcôme gélatiniforme et le sarcôme fibrillaire. Celui-ci est caractérisé par sa texture fibrillaire, visible à l'œil nu, souvent très-vasculaire, à côté de laquelle on observe des parties plus ou moins grandes de la tumeur, de nature colloïde.

Nous n'avons pas à nous occuper de cette dernière classe de

---

[1] Rokitansky, *Lehrbuch der pathologischen Anatomie.* Wien 1855, Band I.

néoplasmes, et nous nous bornerons à décrire les cinq différentes espèces que Rokitansky a comprises dans sa première catégorie.

La première était une tumeur du sein, arrondie, de la grandeur d'un œuf d'oie; elle se composait d'une masse gélatiniforme à peine striée, molle, présentant çà et là des nucléoles et de jeunes noyaux fusiformes; cette masse était traversée par des cloisons blanchâtres qui ne se faisaient distinguer que par leur consistance plus prononcée.

La deuxième forme provenait d'une tumeur arrondie, siégeant sur la dure-mère, sur les bords de l'orifice du canal auditif interne, de la grandeur d'un œuf de poule, imprégnée d'un liquide abondant, visqueux; elle se composait d'un réseau formé par des fibres minces entremêlées de noyaux allongés et d'une substance amorphe où l'on rencontrait beaucoup de noyaux arrondis et d'autres oblongs.

La troisième espèce est représentée par une grande tumeur bosselée provenant du cerveau; elle renfermait des fibres à noyaux bifurquées, des cellules granulées à noyaux, des cellules étoilées et des kystes sans structure particulière, situés dans les aréoles que forment entre elles les cellules étoilées.

Le quatrième genre a été rencontré dans le cordon spermatique; il présentait des fibres très-apparentes, décrivant de grandes courbes.

Le cinquième enfin a pour objet un néoplasme considérable provenant du sein; il représentait deux substances, dont l'une était gélatiniforme et l'autre transparente et blanc jaunâtre. Dans la première on trouvait des noyaux et des cellules libres, çà et là des faisceaux de cellules fusiformes, puis des corpuscules de tissu conjonctif étoilés, qui se bifurquaient et s'anastomosaient entre eux; l'autre était formée d'un réseau de fibres à noyaux très-ténues. Dans une partie de la tumeur, la masse présentait un aspect aréolaire, dont les fibres se caractérisaient en ce qu'elles formaient un réseau plus serré de fibres à noyaux, circonscrivant des alvéoles rondes et allongées.

Notre tumeur ne rentre dans aucune des descriptions de Rokitansky, tandis qu'au contraire elle renferme des éléments qui appartiennent aux cinq différentes espèces que nous avons rapportées.

Le docteur E. Wagner décrit sous le nom de *collonema* une tumeur[1] très-intéressante du cerveau, description que nous reproduisons ici pour montrer sa ressemblance avec notre observation.

Cette tumeur, de la grosseur d'une noix, enveloppée presque entièrement d'une membrane mince, était molle, tremblotante; elle présentait généralement à la coupe horizontale une couleur jaune rappelant celle du miel, tandis qu'à la périphérie on voyait quelques parties blanches ou d'un blanc jaunâtre; la coupe était mate, gélatiniforme, sans trace d'appareil vasculaire visible. L'enveloppe mince et solide de la tumeur était formée en grande partie de fibres connectives très-ténues, tantôt droites, tantôt irrégulièrement ondulées, intimement unies entre elles et sans ordre; on y rencontrait de plus quelques fibres dites tubuleuses de Rokitansky, de grosseur moyenne. Entre les mailles du tissu fibrillaire on voyait sur plusieurs points de l'enveloppe un réseau très-dense formé par des fibres élastiques plus fines, les unes droites, les autres recourbées, sans trace de vaisseaux.

La tumeur proprement dite donna à l'examen microscopique les résultats suivants :

La plus grande partie était formée par une masse amorphe, molle, mucilagineuse, finement granulée, non refringente, disposée en stries irrégulières ou revêtant un aspect trouble et nébuleux; elle ne se mêlait que lentement à l'eau, se coagulait par

---

[1] Virchow, *Archiv für pathol. Anatomie.* Berlin, Band VIII, 1855.

l'acide acétique en formant des filaments épais ou des masses granuleuses. Une dissolution concentrée de potasse la rendait plus liquide.

On y observait de plus un grand nombre d'éléments analogues aux corpuscules du tissu connectif; ils étaient tantô fusiformes et étroits, diminuant insensiblement de volume pour former leurs prolongements; tantôt globuleux, soit ronds ou ovales, soit de forme irrégulière, à corps et prolongements distinctement séparés. Leur contenu consistait en une masse tantôt mate, tantôt peu nettement granulée, dans laquelle on distinguait parfois quelques points très-fins, brillants, à contours peu accusés ; quelques-uns possédaient un noyau très-apparent, arrondi, avec ou sans nucléole; la plupart n'avaient pas de noyaux; ils n'étaient modifiés ni par l'acide acétique concentré, ni par l'acide nitrique.

Les prolongements des corpuscules du tissu connectif, dont le plus grand nombre était de deux à quatre, présentaient quelquefois une ou deux nouvelles divisions secondaires; ils étaient minces, avaient leur plus grande largeur près du corpuscule et allaient, en s'effilant, vers la périphérie; quelques-uns formaient dans leur trajet des nodosités plus ou moins uniformes; les contours des prolongements étaient nets; leur contenu était transparent et homogène; leur longueur variait et était parfois considérable. On voyait souvent deux corpuscules s'anastomoser par leurs prolongements.

On rencontrait également des corpuscules analogues à ceux que nous venons de décrire, si ce n'est qu'ils n'avaient pas de prolongements; d'autres, identiques aux prolongements, détachés des corpuscules, uniques ou dichotomisés, se terminaient en pointes, l'autre extrémité était élargie et irrégulière. Une grande quantité de corpuscules globuleux, ronds, longs, plus rarement irréguliers, avaient des contours nets, soit dans toute leur périphérie, soit dans une de ses parties seulement. Leur contenu, irrégulièrement granulé, présentait des molécules très-fines, brillantes ou sombres. La plupart d'entre elles contenaient une tache transparente, située excentriquement, irrégulièrement ronde, mesurant un tiers de leur grandeur et moins nettement délimitée; c'est dans les environs de cette tache que l'on remarquait l'accumulation la plus considérable de ces molécules graisseuses, brillantes; cette tache manquait dans les plus grands corpuscules, qui devenaient, sans transition apparente, des corpuscules de tissu connectif, non munis de prolongements; les réactifs avaient sur eux le même effet que sur ces derniers.

Enfin, dans quelques parties de la tumeur, on voyait des globules colloïdes, de grandeur différente, à contours bien accusés, mats, et de consistance molle.

Tous ces éléments se rencontraient tout aussi bien dans la substance blanche que dans la masse jaunâtre.

L'auteur regarde comme évidente l'identité de cette tumeur avec le collonema de J. MÜLLER. Les corpuscules cristallisés, que MÜLLER a pris pour caractère du collonema (voy. p. 7), seraient ceux que WAGNER, dans sa description, a considérés comme des prolongements détachés de leur corpuscule. Son opinion est encore confirmée par la réaction provoquée par les acides et les alcalins, analogue à celle observée sur les corpuscules cristallins. La similitude la plus grande existe entre cette tumeur, que M. WAGNER regarde comme de nature bénigne, et le corps vitré embryonnaire que VIRCHOW a décrit sous le nom de *tissu muqueux*.

Si l'on compare à notre tumeur celle dont nous venons de relater la description, on remarque que toutes les deux ont une enveloppe qui ne recouvre pas toute leur surface, qu'elles sont composées des mêmes éléments et aussi peu vasculaires l'une que l'autre.

Quant à la tumeur considérée sans son enveloppe, dans celle de WAGNER, les deux éléments, fibrillaire et gélatineux, ne sont pas, comme dans notre cas, nettement séparés. Ce qui les distingue encore, c'est que la matière molle et mucilagineuse de l'une ne réagit pas chimiquement comme la masse visqueuse et filante de l'autre. Toutes deux renferment, tant dans le réseau fibrillaire que dans la masse visqueuse, comme éléments analogues : 1º les corpuscules de tissu connectif, identiques de part et d'autre quant à leur forme, leur disposition et leurs réactions chimiques; seulement, dans notre tumeur, on ne trouve plus de traces de corpuscules à l'état embryonnaire; 2º les corpuscules globuleux avec leur tache excentrique de la première et les grandes cellules de la seconde. L'analyse chimique donne aussi des résultats semblables.

On pourrait supposer que la tumeur de WAGNER se trouve à un autre degré de développement que la nôtre, à une époque où la séparation des éléments primitifs n'est pas encore accomplie; que ce développement soit progressif ou rétrograde, selon WAGNER, c'est ce que nous n'osons décider.

D'après ce que nous avons vu jusqu'ici, le néoplasme qui fait l'objet de ces recherches n'est entièrement analogue ni au collonema de J. MÜLLER et de WAGNER, ni aux cinq espèces de sarcôme de ROKITANSKI, et nous nous demandons s'il ne doit pas être rangé au nombre des tissus que VIRCHOW, le premier, a décrits sous le nom de *tissu muqueux*.

Cet auteur, dans l'exposition qu'il a faite à la société physico-médicale de Wurtzbourg de l'identité des corpuscules osseux, cartilagineux, et de ceux du tissu connectif[1], entra dans les détails suivants au sujet du tissu musqueux.

Il trouva, en examinant la gélatine de WARTHON du cordon

[1] *Verhandlungen der physikalisch-medizinischen Gesellschaft in Würzburg.* Erlangen, Band II, 1852.

ombilical, que sa partie essentielle était un liquide visqueux, se laissant facilement exprimer et laver, renfermant du mucus liquide. La partie solide, résidu de cette expression, après une coction prolongée, ne s'est pas dissoute et ne donna pas de gélatine. L'examen microscopique montra que le mucus gélatiniforme est contenu dans les mailles d'un tissu aréolaire qui, déchiré, donne des éléments applatis, insolubles dans l'acide acétique, étoilés, se terminant en fibres, contenant dans leur centre un noyau, qui devient transparent après addition d'acide acétique, et qui souvent est entouré de quelques molécules graisseuses. Sur la surface de la coupe, on voit partir de certains points, comme d'un centre, les mailles du tissu aréolaire, qui, d'abord plus serrées, s'élargissent vers la périphérie. Outre le mucus et la substance striée qui contiennent des noyaux, on trouve encore un troisième élément, des cellules globuleuses granulées, de grandeur différente; leur enveloppe résiste à l'eau, à l'acide acétique et à d'autres réactifs; leur contenu est visqueux, se coagule et se racornit.

Virchow pense qu'il ne faut pas appeler tissu connectif cette substance avant d'avoir constaté leur similitude parfaite; et, quand même on arriverait à ce résultat, il serait peut-être aussi utile de distinguer ce tissu du tissu connectif, qu'il l'a été de séparer le tissu cartilagineux de ce dernier. Le même auteur préfère lui donner la dénomination de tissu muqueux, employée d'abord par Bordeu. Outre le tissu du cordon ombilical, il faut encore ranger ici celui du chorion, puis une grande série de tissus qui, jusqu'ici, ont été classés parmi les tissus colloïdes.

Le colloïde diffère essentiellement du mucus par ses qualités chimiques, et il faudrait distinguer, outre le tissu connectif proprement dit, deux autres groupes, le tissu muqueux et le tissu colloïde.

Tous deux se rapprochent des tissus connectif et cartilagineux dans les premières périodes de leur développement. Des recherches ultérieures du même auteur démontraient qu'il fallait également ranger dans la classe du tissu muqueux, le corps vitré de l'œil [1] et la corde dorsale [2].

Virchow [3] regarde la matière gélatiniforme qui est renfermée dans les gaînes tendineuses, comme intermédiaire entre les tissus muqueux et colloïde, tandis que Tilanus [4] et Schrant [5] considèrent comme identiques les matières colloïde, muqueuse et synoviale.

Passons à l'examen chimique de ces différents éléments.

D'après ce que nous venons d'apprendre par Virchow, l'élément prédominant dans le tissu muqueux est un liquide gélatiniforme qui donne à l'analyse chimique comme partie essentielle, du mucus liquide.

D'après les recherches de Scherer [6] et de Schlossberger [7], le mucus liquide donne les réactions suivantes :

Il ne se coagule pas à la chaleur, ne se trouble pas par la coction, qui le rend plus liquide; *l'acide acétique donne un précipité flaconneux qui ne se dissout pas par la coction, ni par l'addition d'acide acétique.* Les acides nitrique, chlorhydrique, sulfurique, phosphorique, tribasique, donnent des précipités qui se dissolvent dans un excès d'acide. Le cyanure jaune de potassium, l'acide chromique, le bichromate de potasse, le bichlorure de mercure, ne donnent point de précipité; l'acétate de plomb tribasique trouble la liqueur; l'acide tannique ne fournit pas de précipité d'après Scherer, tandis que Schloss-

---

[1] Virchow, *Archiv.*, u. s. w. Band IV, Seite 468, und Band V, Seite 278.
[2] *Verhandlungen der physikal-mediz Ges.* Band II, Seite 283.
[3] *Verhandlungen der physikal-mediz. Ges.* Band II, Seite 18.
[4] *Dissertatio de saliva et muco.* Amstelod. 1849.
[5] *Archiv für physiolog Heilkunde.* Stuttgart 1852.
[6] *Chemisch-patholog. Untersuchungen.* 1843; *Annalen der Chemie.* Band LVII.
[7] *Erster Versuch einer allgemeinen und vergleichenden Thierchemie.* Leipzig u. Heidelberg 1856.

Berger émet une opinion contraire. L'alcool produit un coagulum blanc, fibrineux, qui, après avoir séjourné longtemps dans l'alcool, redevient soluble dans l'eau.

L'analyse élémentaire donne comme éléments du mucus liquide : carbone, hydrogène, oxygène et azote; il se distingue des corps protéinés et cornés par une moindre quantité d'azote et par l'absence de soufre.

D'après les recherches de Mulder[1], la gélatine du colloïde est insoluble dans l'eau, *soluble dans la potasse et l'acide acétique;* la coction avec l'acide chlorhydrique ne produit aucune coloration, l'addition d'acide nitrique ne donne pas d'acide xanthoprotéique. L'infusion de noix galle précipite. Le colloïde se compose également de carbone, hydrogène, oxygène et azote et ne renferme également pas de soufre.

Le contenu des gaînes synoviales se gonfle dans l'eau, se dissout dans les alcalis et les acides minéraux, ne précipite pas par la coction, précipite au contraire par l'alcool, l'acide acétique, l'acide chlorhydrique, les sels d'argent, de mercure et de cuivre; l'éther, l'iodure de potassium, les cyanures rouge et jaune, ne donnent lieu à aucun précipité.

La synovie des articulations renferme, d'après les recherches de Frerichs[2], du mucus liquide. Le liquide débarrassé de son albumine par la coction est *fortement précipité par l'acide acétique et l'alcool.*

Il résulte de l'analyse qu'a faite M. Kœberlé de la synovie d'une articulation saine du genou, qu'elle jaunit légèrement par l'addition à chaud d'acide nitrique; l'acide chlorhydrique la trouble légèrement à chaud; le bichromate de potasse y détermine un trouble léger qui augmente par l'ébullition, tandis que le tannin ne détermine pas de précipité. L'alcool produit un

[1] Schlossberger, *l. c.*, Seite 335.
[2] *Handwörterbuch der Physiologie.* Band III, A.

trouble léger qui disparaît par l'ébullition; l'acide acétique, les cyanures jaune et rouge, l'acide chromique, l'acide oxalique, le sublimé corrosif, l'acétate de plomb tribasique, ne produisent aucun trouble manifeste, soit à chaud, soit à froid.

Si nous revenons à notre tumeur, nous voyons que les caractères que Virchow a donnés du tissu muqueux, se rapprochent dans leur partie essentielle de la description de notre cas. Il en est autrement des caractères chimiques de la matière gélatiniforme; elle ne donne pas de gélatine à la coction; l'acide nitrique y démontre l'absence de l'albumine, elle ne présente pas non plus avec l'acide acétique les caractères du mucus liquide. Les réactions que donnent la masse colloïde et le contenu des gaînes synoviales ne se sont pas non plus produites; tandis que l'analyse de la synovie faite par Frerichs ne répond pas parfaitement à celle de notre masse visqueuse; nous voyons au contraire une analogie presque complète entre cette dernière et les résultats auxquels M. Kœberlé est arrivé en analysant le liquide articulaire.

Si nous admettons avec Schlossberger [2] que le colloïde présente différents degrés de développement qui entraînent des modifications dans sa composition chimique, nous sommes conduit à conclure que l'on ne peut nettement distinguer le tissu muqueux du colloïde, parce qu'il se fait des transitions insensibles de l'un à l'autre par des transformations chimiques.

Cette supposition a amené Schrant [2] à émettre la thèse que les tissus colloïde, muqueux et la synovie étaient identiques; ses arguments n'ont cependant pu prouver leur analogie parfaite, et avant de pouvoir établir la certitude de cette opinion, il faut des recherches ultérieures et notamment des études chimiques comparatives entre ces différentes matières.

[1] *Loco citato*, page 335.
[2] *L. citato.*

Quant à savoir si le néoplasme que nous avons observé est de nature bénigne ou maligne, nous n'hésitons pas à le ranger dans la catégerie de ceux que Rokitanski[1], Wagner[2] et Wedl[3], ont caractérisés de tumeurs de bonne nature.

Néanmoins, comme l'ont démontré Blasius[4] et Schuh[5], si l'ablation de ces tumeurs n'est pas parfaite, elles sont sujettes à récidiver sur place, tandis que leur extirpation complète amène une guérison durable.

Pour ce qui concerne le mode de développement de cette tumeur, nos recherches nous ont prouvé que tous les éléments ci-dessus décrits avaient acquis sur tous les points un même degré de développement, ce qui nous conduit à admettre que partant de l'organisation uniforme d'un exsudat circonscrit, elle est arrivée insensiblement au point où nous l'avons trouvée.

En terminant ce travail, il me reste encore à remercier M. Kœberlé de m'avoir communiqué l'observation qui fait le sujet de ces recherches, et d'avoir mis à ma disposition son talent pour la planche authographiée qui représente les éléments micrographiques que nous avons observés.

[1] *L. citato.*
[2] *L. citato.*
[3] *Grundzüge der pathologischen Histologie.* Wien 1854.
[4] *Deutsche Klinik, N° 28. Berlin 1852.*
[5] *Pathologie und Therapie der Pseudopsalmen.* Wien 1854.

EXPLICATION DE LA PLANCHE.

———

Les fig. 1, 1', 3, 4, 5, 6, 9, 10, 11, ont été dessinées à un grossissement de 375.

Les fig. 2, 7 et 8, à un grossissement de 600.

Fig. 1. Grandes cellules contenant un ou plusieurs noyaux dans les différents stades de leur développement (voy. p. 5).

Fig. 1'. Noyau à contenu granulé (voy. p. 5).

Fig. 2. Grandes cellules dont l'une a des parois très-épaisses et l'autre un noyau excentrique adhérent à l'enveloppe (voy. p. 5, 6).

Fig. 3. Vaisseaux capillaires de nouvelle formation (voy. p. 4).

Fig. 4. Capillaire déchiré (voy. p. 4).

Fig. 5. Trame fibrillaire (voy. p. 3).

Fig. 6. Corpuscules du tissu connectif (voy. p. 4).

Fig. 7. Cellule de tissu connectif à un seul prolongement, qui se bifurque après un très-court trajet (voy. p. 4).

Fig. 8. Cellule fusiforme à prolongements très-allongés (voy. p. 4).

Fig. 9. Tissu aréolaire à fibres rigides et très-fines ' (voy. p. 3).

Fig. 10. Fibres musculaires que l'on a rencontrées dans différentes parties du néoplasme (voy. p. 6).

Fig. 11. Vue d'une coupe passant par le milieu de la tumeur, représentant des faisceaux de tissu connectif, circonscrivant les aréoles qui renferment le liquide visqueux et un vaisseau capillaire qui les traverse (voy. p. 3).

' L'autographie n'a pas permis de rendre fidèlement la ténuité des contours vus sous le microscope.